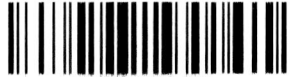

GUIDE MÉDICAL

AUX

EAUX MINÉRALES

D'AUVERGNE

PAR

FÉLIX PUY-LE-BLANC

Docteur en médecine de la Faculté de Paris

Ancien médecin consultant aux Eaux de Saint-Nectaire

MÉDECIN CONSULTANT AUX EAUX DE ROYAT

PARIS

COCCOZ, LIBRAIRE-ÉDITEUR

11, RUE DE L'ANCIENNE-COMÉDIE, 11

1877

GUIDE MÉDICAL

AUX

EAUX MINÉRALES D'AUVERGNE

PARIS. — IMPRIMERIE GAUTHIER-VILLARS

55, quai des Grands-Augustins, 55

GUIDE MÉDICAL

AUX

EAUX MINÉRALES

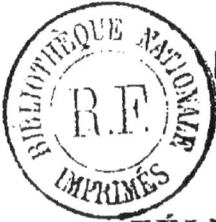

D'AUVERGNE

PAR

FÉLIX PUY LE BLANC

Docteur en médecine de la Faculté de Paris

Ancien médecin consultant aux Eaux de Saint-Nectaire

MÉDECIN CONSULTANT AUX EAUX DE ROYAT

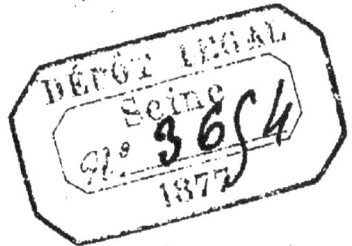

PARIS

COCCOZ, LIBRAIRE-ÉDITEUR

11, RUE DE L'ANCIENNE-COMÉDIE, 11

—

1877

DU MÊME AUTEUR

DE LA TARSALGIE DES ADOLESCENTS

Un volume in-8; Paris, 1875

LIBRAIRIE COCCOZ

1.

PRÉFACE

Les eaux minérales ont pris, depuis quelques années, une telle importance dans le traitement des maladies chroniques, qu'il est nécessaire au médecin de les connaître, au moins d'une manière succincte. Malheureusement, la plupart des étudiants quittent l'école ne possédant sur cette branche de la thérapeutique que des notions très-imparfaites, pour ne pas dire nulles; cela tient à ce que, jusqu'à ces dernières années, c'est-à-dire jusqu'à l'époque de la malheureuse guerre de 1870-1871, la plupart des eaux françaises, surtout les bicarbonatées, les chlorurées sodiques et les ferrugineuses, étaient complétement délaissées au profit des eaux allemandes. On allait aux Pyrénées parce que ce sont des eaux sulfureuses que l'on ne trouvait nulle part ailleurs; mais l'Auvergne, qui possède des eaux mixtes si remarquables, n'était fréquentée que par des malades des environs, ou quelques malades trop peu fortunés pour entreprendre le voyage d'Allemagne.

Il est résulté de cet état de choses que la plupart des médecins, ceux surtout qui ont quitté les bancs de l'école depuis huit ou dix ans, n'ont que des notions très-légères d'hydiatrie, et qu'ils sont souvent embarrassés quand il s'agit de choisir telle ou telle station de préférence à telle autre. C'est pour permettre à nos confrères de se faire rapidement une idée des richesses minérales d'Auvergne, que nous avons réuni sous un volume restreint le fruit de nos études sur les eaux du département du Puy-de-Dôme. Ce travail est le résultat d'études faites sur place pendant les années 1875 et 1876. Toutes les stations que nous décrivons, nous les avons visitées, nous y avons séjourné, causant chaque jour avec les médecins et les malades, et c'est le fruit de ces conversations et des observations que nous avons

recueillies pendant une année de séjour à
Saint-Nectaire que nous publions aujour-
d'hui.

Paris, février 1877.

PREMIÈRE PARTIE

———

GÉNÉRALITÉS

PREMIÈRE PARTIE

───────

GÉNÉRALITÉS

───────────────────────────

I

Les Eaux d'Auvergne.

Les eaux d'Auvergne, connues de toute anti-
quité, ainsi que le témoignent les débris de Thermes romains trouvés à Royat, Saint-Nectaire, le
Mont-Dore, etc., ont été, selon les auteurs qui
les ont étudiées, classées de diverses manières.

2

M. Le Bret classe Royat, Saint-Nectaire parmi les
alcalines, c'est-à-dire celles où domine le bicarbonate de soude; il fait du Mont-Dore et de La
Bourboule une classe à part, sous le nom d'eaux
arsenicales; puis il range Châteauneuf parmi les
minéro-thermales simples, à côté de Néris, quoique pourtant les températures de ces eaux hydro-
poles soient bien différentes. Enfin, il ne parle
pas de Châtel-Guyon, qui mériterait cependant
une mention spéciale, puisque c'est une des rares
eaux purgatives que nous possédions en France.

Pour nous, nous n'adopterons point cette divi-
sion, que nous trouvons de nature à embarrasser
le lecteur au lieu de l'éclairer. Nous avons étudié
les eaux du Puy-de-Dôme sur place; nous avons
visité les différentes stations balnéaires qui sont
exploitées dans ce beau département, si riche en
eaux minérales qu'il n'y a qu'à creuser pour y

trouver une source, et nous croyons que toutes ces eaux sont de la même famille. Si l'analyse donne des résultats différents, ce qui est du reste, nous l'attribuons à ce que quelques-unes de ces eaux ont rencontré dans le parcours de leur point d'origine à leur lieu d'émergence des ruisseaux ou des rivières souterraines qui en ont modifié la compositon tout en conservant les principes les plus actifs. Exemple : l'eau de *Royat* a la même composition que l'eau de *Saint-Nectaire*, coupée de la moitié de son poids d'eau distillée. D'après de récentes analyses, La Bourboule et Saint-Nectaire se rapprocheraient beaucoup; mais, pour aujourd'hui, nous ne pouvons rien affirmer, les analyses dont a été chargé M. Garrigou n'ayant pas encore été publiées par ce savant chimiste. Ne pouvant donc classer les eaux du Massif central parmi les alcalines, dont le type est Vichy, à

cause de la grande quantité de chlorure de sodium que quelques-unes contiennent, nous les
étudierons sous le nom d'eaux *chloro-bicarbonatées
sodiques*, et nous y ajouterons la dénomination de
ferrugineuses ou d'*arsenicales* selon la plus ou
moins grande quantité de fer ou d'arsenic qui
entrera dans leur composition.

II

Origine et Histoire des Eaux d'Auvergne.

Les eaux d'Auvergne émergent au pied des volcans éteints de la vieille Auvergne. De quelles manières ces sources se forment-elles? C'est là un problème qui n'est pas encore résolu d'une manière définitive. Beaucoup d'auteurs admettent que les eaux minérales sont des eaux de lixiviation, c'est-à-dire qu'elles empruntent aux différents terrains qu'elles traversent leurs principes

2,

minéralisateurs ; mais ils ont soin d'admettre
aussi une force chimique qui fait des eaux minérales non une simple solution de tel ou tel sel,
mais un tout homogène, que les préparations phar-
maceutiques les mieux réussies ne peuvent jamais
complétement remplacer. Les eaux qui coulent au
pied des monts Dôme et monts Dore seraient donc,
selon nous, des eaux provenant des nombreux
lacs situés au milieu de ces montagnes et dont les
plus connus sont le lac Pavin et le lac Chambon.
Ces eaux traverseraient les terrains primitifs de
cette région, où elles se chargeraient de leurs principes minéralisateurs, en même temps qu'elles
acquerraient leur thermalité ; puis elles remonte-
raient à la surface, en raison de la loi d'hydro-
statique qui veut que les liquides se mettent de ni-
veau dans les vases communicants. On sait que
l'eau chaude est plus légère que l'eau froide ;

donc, rien d'extraordinaire à ce que ce soit de l'eau chaude qui sorte à l'extrémité du tube.

Si maintenant nous recherchons l'origine de la thermalité, nous la trouvons, et dans le voisinage des volcans éteints, et dans l'existence du feu central de la terre; et l'eau sera d'autant plus chaude que le tube qui la contient s'enfoncera plus profondément vers le centre du globe (1).

Les Romains, nos maîtres en tant de choses, connaissaient les eaux thermales d'Auvergne, et, dans presque toutes les stations que nous nous

---

(1) Nous admettons, et cela est démontré par les sources intermittentes, que l'eau suit les fissures des rochers, qui lui forment une enveloppe rigide, une sorte de tube en U, et, suivant que ce tube descendra plus profondément vers le centre de la terre, l'eau s'échauffera davantage.

proposons de décrire, ils avaient des établissements. D'après M. Ledru, de Clermont, certaines sources auraient été connues des Gaulois, entre autres Saint-Nectaire. Pour avancer ce fait, M. Ledru se base sur la présence d'un dolmen aux environs de Saint-Nectaire-le-Bas ; un de nos amis a même cru reconnaître, dans un amas de pierres près du dolmen, un village gaulois ; mais il ne nous a pas tellement convaincu que nous croyons pouvoir affirmer que nos ancêtres de l'Arverne aient fait usage des eaux minérales, le soin de leur personne n'entrant que très-peu dans leurs préoccupations journalières (1).

---

(1) Michel Bertrand, se basant sur l'épaisseur d'un dépôt trouvé en 1823 sous l'angle des anciens bains romains, fait aussi remonter aux Gaulois l'usage des eaux du Mont-Dore.

Donc, laissant de côté les Gaulois, contentons-nous de signaler les bains romains découverts au Mont-Dore en 1823, à Saint-Nectaire en 1825, et même, suivant M. Lecoq, à La Bourboule lors de la construction de l'ancien établissement.

Lorsque cessa l'occupation romaine, les bains d'Auvergne furent abandonnés et détruits, soit par les Goths et les Vandales, soit, ce qui est plus vraisemblable, par les avalanches ou les inondations ; toujours est-il que, depuis le v° siècle (*Sidoine Apollinaire*) jusqu'aux xvi° et xvii° (Belleforest, 1576; Jean Banc, 1605), il n'est plus, dans aucun auteur, question des eaux d'Auvergne. Mais, à partir du commencement du xvii° siècle, les eaux d'Auvergne deviennent en grand honneur, et nous trouvons dans Jean Banc une série d'observations dans lesquelles les eaux du Massif central ont rendu de signalés services. Le médecin de Moulins cite, entre autres cures, celle de monseigneur de Valois, comte d'Auvergne, qui fut garanti « tout plat du calcul qui se for- « mait dans ses rognons, et rendit par les urines « une grande quantité de pituite fort blanche et « un grand nombre de sable rouge. » Jean Banc cite aussi l'observation de son propre fils, qui fut guéri d'une « fièvre double tierce accompagnée « d'une grande dureté de la rate ». La source qui faisait ces cures si merveilleuses, celle de Saint-Maurice-Sainte-Marguerite, n'est plus fréquentée de nos jours que par quelques malades des environs.

Pendant les xviie et xviiie siècles, les eaux d'Auvergne sont fréquentées par les malades des localités environnantes, et peu à peu des établissements s'élèvent. Ce sont généralement des piscines pouvant contenir de six à douze personnes, et

quelques bains ont une douche descendante ou en
colonne. Les choses restent de même jusqu'en
1823, époque à laquelle est ouvert l'établissement
du Mont-Dore, établissement contenant des baignoires, chose inconnue jusque-là dans la contrée.
Depuis, un certain nombre d'établissements bien
aménagés ont été construits, des hôtels conforta-
tables se sont élevés; et, s'il reste encore beaucoup à faire, il faut reconnaître que beaucoup a
été fait; le reste viendra à son heure, il ne faut
pour cela qu'un peu de temps et beaucoup d'ar-
gent.

Modes d'emploi de l'Eau minérale. — Boisson, Bains, Douches, Pulvérisation, Inhalation.

Les eaux minérales s'emploient en boisson, bains, douches, etc., suivant les effets que l'on veut obtenir. Notre travail ne serait pas complet si nous ne traitions succinctement de ces divers procédés et de leur valeur thérapeutique.

Boisson. — Le malade prend deux fois par jour, le matin à jeun et le soir deux heures avant le repas, un ou plusieurs verres d'eau minérale qu'il puise à la source. Pour cela, on se sert de verres gradués ou de verres d'une capacité déterminée, qui est ordinairement la même pour chaque station. Quand le malade prend plusieurs verres d'eau, il espace les verrées d'un quart d'heure environ, pour ne pas s'emplir l'estomac d'une trop grande quantité de liquide et laisser aux verres précédents le temps de pénétrer dans le torrent circulatoire. Dans certaines stations, les malades mêlent à leur eau un sirop médicamenteux ou simplement destiné à masquer le goût de l'eau ; dans nos stations d'Auvergne, l'eau n'étant pas désagréable à boire, cet usage est peu répandu.

Les malades devront boire l'eau à la sortie du robinet, pour ne pas laisser à l'acide carbonique le temps de se dégager.

Bains. — Les bains sont généraux ou locaux ; ils

3

se prennent en baignoire ou en piscine. Il existe
chez beaucoup de malades une prévention non
justifiée qui fait qu'ils préfèrent le bain de baignoire au bain de piscine ou bain en commun,
qui a cependant de réels avantages ; il permet la
liberté des mouvements, et même, dans les grandes
piscines où le malade peut nager, il joint au traitement un exercice éminemment salutaire et qui
sert à faire supporter au malade un bain d'une
température moins élevée et partant plus recons-
tituant, ce qui a bien son avantage dans nos stations, fréquentées par les anémiques et les enfants
faibles et chétifs. Malheureusement, beaucoup de
malades, les femmes surtout, répugnent à faire
usage du bain en commun, craignant un contage
dont aucun exemple n'a jamais été observé ; mais
c'est là un préjugé très-tenace, comme tous les
préjugés, que les auteurs qui nous ont devancé

n'ont pu faire disparaître, et nous craignons bien de ne pas être plus heureux.

Le bain est chaud ou tempéré. Le bain tempéré est celui qui ne donne aucune sensation de chaleur ou de froid après quelques moments d'immersion, celui dans lequel il y a équilibre parfait entre la chaleur de l'eau et celle de la peau. C'est aux environs de 34° que cet équilibre a lieu, tantôt au-dessous, tantôt au-dessus, mais plus souvent au-dessous de cette température. Du reste, il faut régler la température du bain suivant l'énergie du sujet ; les sujets jeunes, vigoureux, supportent un bain plus froid, tandis que les malades débilités ont besoin d'une température plus élevée, surtout vers la fin du bain. Au-dessus de 34°, les bains deviennent excitants.

La durée du bain varie suivant l'effet qu'on veut obtenir. Nous ne pouvons donner de règle à cet égard, cet élément variant avec l'énergie du malade et la nature de la maladie.

Nous ne pouvons nous dispenser de dire ici quelques mots de l'absorption cutanée dans le bain. C'est là une question non encore tranchée. Séguin et Lavoisier, et depuis le professeur Loeschner, de Prague, ainsi que M. de Laurès, ont nié l'absorption; tandis que Maret, Koethler, Kuhn (1861), MM. Durian, Homelle (1856), et en dernier lieu MM. Villemin et Hepp (1864) ont démontré par les expériences les plus exactes que, à la température de 32 à 34°, l'absorption avait lieu. Nous nous rallions d'autant plus volontiers à cette dernière opinion que notre expérience personnelle nous porte à la croire fondée (1).

---

(1) M. Champouillon, à la suite d'expériences faites à Luxeuil, est arrivé aux conclusions suivantes :

Douches.—La douche, de l'italien *doccia* (tuyau), est un procédé qui consiste à projeter avec plus ou moins de force de l'eau chaude ou froide sur une partie du corps, douche locale ; ou sur la surface totale, douche générale. La douche est dite

« L'absorption est nulle tant que la surface de la peau
« est enduite du sédiment onctueux provenant des
« glandes sébacées ; ce n'est qu'après l'enlèvement de ce
« crassin par des bains successifs, que l'absorption mi-
« nérale commence, et que ses produits deviennent sai-
« sissables par les réactifs appropriés.

« L'eau ferrugineuse magnésienne de Luxeuil est ab-
« sorbée par la peau dans des proportions qu'il ne m'a
« pas été possible de déterminer.

« Les bains ferrugineux de piscine sont les adjuvants
« des eaux minérales en boisson, et peuvent même rem-
« placer celles-ci dans le cas où le malade ne peut point
« s'en abreuver. » (Note communiquée à l'Académie de
médecine, dans la séance du 7 mars 1877.)

3.

écossaise ou alternante quand un jet d'eau chaude est suivi d'un jet d'eau froide; elle est en pluie lorsque l'eau s'échappe d'une pomme d'arrosoir; en jet, lorsque l'eau est projetée par un lance analogue à celle dont se servent les jardiniers, etc.

Le but de la douche est de produire une excitation générale ou locale; c'est un des moyens les plus énergiques de l'hydriatrie, mais il est nécessaire de le bien manier. Les douches locales prennent le nom de l'organe sur lequel elles sont appelées à agir : nasale, auriculaire, etc.

Il est une variété de douches locales dont on fait un fréquent usage en Auvergne; ce sont : les douches vaginales, qui se donnent soit dans le bain, soit sur un siége spécial, et la douche ascendante ou ano-périnéale, en grand usage à Châtel-Guyon; son but est de vaincre la constipation opiniâtre.

Pulvérisation, inhalation. — La pulvérisation est une méthode destinée à faire pénétrer l'eau réduite en poussière jusque dans les bronches. Un grand nombre de pulvérisateurs ont été construits ; tous reposent sur les mêmes principes : l'eau, projetée avec force, vient se briser sur une lame métallique, et le malade en aspire la poussière. Cette médication rend des services dans les maladies du larynx et de la trachée ; mais, lorsqu'il faut agir sur les bronches, nous lui préférons les inhalations de vapeur. Pour cela, les malades sont placés dans des salles dites d'aspiration. Ces salles, disposées en amphithéâtre, sont munies de gradins où s'assoient les malades, et la vapeur d'eau, venant se dégager au milieu de la salle et se mêler à l'air ambiant, pénètre jusqu'aux dernières ramifications bronchiques, pour porter sur la muqueuse elle-même, et pour ainsi dire *loco dolenti*, le principe médicamenteux. Ce procédé, découvert accidentellement au Mont-Dore par Michel Bertrand, a pris depuis une grande extension, non-seulement en Auvergne, mais même aux Pyrénées. Il rend de grands services dans le traitement des maladies de l'appareil respiratoire, et il est le fond du traitement de l'asthme et de la bronchite chronique au Mont-Dore, Royat et La Bourboule.

IV

Propriétés physiologiques et thérapeutiques.

M. le professeur Gubler, se basant sur l'analogie
de composition de la plupart des eaux d'Auvergne
avec le sérum sanguin, analogie qu'avait déjà si-
gnalée le docteur Antoine Vernière dans sa lettre
si remarquable sur les eaux de Saint-Nectaire (1),

---

(1) Clermont-Ferrand, 1852.

leur a donné le nom de lymphes minérales ; dénomination excellente, qui rappelle la vertu recons-
tituante de la plupart des eaux dont nous allons
étudier le mode d'action commun, réservant, lors
de la description que nous ferons de chaque station, d'en indiquer les spécialités thérapeutiques.
Prises à doses plus ou moins élevées, suivant
l'énergie du sujet et une idiosyncrasie spéciale,
les eaux d'Auvergne purgent les premiers jours ;
mais ce résultat n'est que de courte durée, et au
bout de trois ou quatre jours il se manifeste souvent un peu de constipation, due probablement à
l'action du fer qu'elles contiennent. En même
temps, le sang devient plus rouge, plus fluide ; la
sécrétion urinaire est considérablement aug-
mentée, et les sueurs sont presque nulles.

Après dix ou douze jours de traitement, quelquefois plus, mais plus souvent moins, il se pro-

duit de l'insomnie, un peu de céphalalgie, qui, la
plupart du temps, disparaissent très-vite ; mais il
n'en est pas toujours ainsi : quelquefois le malaise
augmente, la céphalalgie est continue, le malade
n'a plus d'appétit, et il se déclare une véritable
fièvre thermale analogue à la fièvre synoque. Il
faut alors suspendre le traitement jusqu'à ce que
le malade ait complétement recouvré la santé, ce
qui a lieu ordinairement au bout de quelques
jours. Il est du reste prudent de surveiller son
malade et de suspendre le traitement dès que
l'excitation devient un peu prononcée, car il n'y a
pas pour cela de règle. Nous avons connu un médecin qui, au bout de dix jours, faisait suspendre
le traitement pendant vingt-quatre heures ; nous
croyons que rien ne justifie cette mesure, car nous
avons vu des malades présenter dès le troisième
jour des phénomènes fébriles, tandis que d'autres

suivaient un traitement de vingt à vingt-cinq jours sans qu'il se manifestât chez eux autre chose qu'une légère excitation.

Il se produit quelquefois aussi une éruption cutanée plus ou moins prononcée; mais elle n'a pas une grande importance.

Il arrive quelquefois que les malades éprouvent pendant le bain des phénomènes congestifs qui les effrayent un peu; nous croyons pouvoir les attribuer au dégagement de l'acide carbonique, ce qui est du reste l'opinion du docteur Nivet (1).

Les eaux d'Auvergne, comme toutes les eaux minérales, ne conviennent qu'aux malades atteints

---

(1) C'est aussi à l'acide carbonique qu'il faut attribuer cette sensation de chatouillement à la peau qui se produit assez souvent chez les femmes qui font usage du bain, et qui est quelquefois très-désagréable.

de maladies chroniques. Vu leurs principes re-
constituants, les convalescents de maladies aiguës
viennent souvent leur demander le prompt retour
de leurs forces, et presque toujours ils obtiennent
un résultat conforme à léurs désirs. C'est qu'en effet,
lorsque la constitution est affaiblie par une longue
maladie, nulle médication n'est aussi efficace
pour ramener à la santé les malades languissants
dont la convalescence, qui résiste aux remèdes
les mieux appropriés, fait le désespoir du médecin.

Que ce résultat soit dû en partie à l'air vif des
montagnes, nous sommes loin de le nier; mais
nous sommes assuré que l'usage des eaux, et surtout des eaux eupeptiques d'Auvergne, y entre
pour la plus grande part, car, comme le disait
Vernière, répondant aux critiques de ceux qui
prétendaient que c'est au changement de milieu

4

et d'habitudes que sont dus les bienfaits d'une cure hydriatique : « Un scepticisme railleur a « longtemps attribué au climat, aux distractions, « aux charmes du paysage, la guérison obte- « nue........, et les habitants des campagnes qui « quittent leur travail et leurs intérêts, qu'en « faites-vous (1)? »

Donc, ce sont les malades atteints de maladies chroniques et les convalescents de maladies aiguës qu'il faudra diriger sur le département du Puy-de-Dôme. En lisant les diverses analyses que nous publions à la fin de ce volume, le médecin verra de suite que les *anémiques*, les jeunes filles *chlorotiques* doivent être envoyés aux sources d'Auvergne, afin d'y puiser les matériaux nécessaires pour rendre leur sang plus rouge, plus vivifiant;

---

(1) Antoine Vernière, lettre citée.

en un mot plus riche en globules rouges. Pour cela, ils auront à choisir entre Royat, Saint-Nectaire, pourvus d'établissements bien aménagés, et Châteauneuf, Saint-Maurice, Sainte-Marguerite, dont les établissements auraient besoin de grandes améliorations. Si l'on soupçonnait la *scrofule*, il faudrait choisir entre La Bourboule, Saint-Nectaire et Royat. Quand l'état anémique est entretenu par de la *dyspepsie*, nous conseillerons les eaux riches en chlorure de sodium et acide carbonique de Royat, Saint-Nectaire, Châteauneuf, qui sont apéritives et digestives en même temps qu'agréables à boire.

Les *scrofuleux* et les *lymphatiques* devront être dirigés sur La Bourboule, Royat, Saint-Nectaire, suivant que la diathèse sera plus ou moins invétérée.

Les *phthisiques* devront être dirigés sur La Bourboule, si le sujet est lymphatique et si l'on

croit avoir à combattre une manifestation scrofuleuse plutôt que la phthisie franche ; dans les autres cas, il faut préférer Royat et le Mont-Dore.
Cette dernière station a depuis longues années la
prétention de guérir la phthisie ; il est certain que,
sous l'influence du traitement et vu l'altitude de
cette station, beaucoup de malades s'y trouvent
soulagés momentanément, et que des engorgements du sommet ont pu disparaître ; nous avons
observé le fait quelquefois, et les médecins auprès
desquels nous nous sommes renseigné, notre
ami le docteur Boudant entre autres, nous l'ont
confirmé. Mais nous ne croyons pas qu'on y ait
guéri beaucoup de tuberculoses réellement con-
firmées.

Les malades atteints de *bronchite chronique*,
d'*asthme* se trouveront bien d'une cure au Mont-
Dore et à Royat ; sous l'influence du mode de trai-

tement usité dans ces stations, les crachats deviennent plus fluides, les bouchons qui obstruaient les
dernières ramifications bronchiques se liquéfient
et se détachent, et, au bout de quelque temps, une
amélioration sensible et de longue durée se fait
sentir; les malades passent un meilleur hiver,
comme ils le disent eux-mêmes; aussi reviennent-
ils les années suivantes.

Aux *rhumatisants* conviennent les eaux chaudes,
et ils auront à choisir entre toutes les stations
d'Auvergne; on pourra même les diriger sur Châteauneuf, qui s'est acquis dans les départements
environnants la réputation d'être souveraine contre
les douleurs; malheureusement, les établissements
sont si mal installés, qu'il sera bon de prévenir le
malade avant de l'y envoyer, car, s'il était un peu
susceptible, il pourrait ne pas vous le pardonner.

Aux *goutteux*, aux *arthritiques* conviennent sur-

4.

tout les eaux de Royat, moins débilitantes que celles de Vichy et qui contiennent une grande quantité de lithine, qui a, comme l'a démontré Garrod, la propriété de dissoudre l'acide urique et les urates; elles agissent donc par leur bicarbonate de soude et leur chlorure de lithium; aussi le nombre des arthritiques qui les fréquentent augmente-t-il chaque année.

A la *goutte*, il nous faut rattacher la *gravelle urique*, puisque ces deux maladies ne sont que des manifestations différentes d'un même état morbide, l'accumulation d'acide urique dans le sang.

Nous avons associé les mots de goutte et d'arthritis, quoique la question de savoir si le rhumatisme et la goutte sont deux maladies distinctes ou les manifestations d'une même maladie, l'arthritisme, ne soit pas encore tranchée; dans chaque camp se trouvent des hommes si éminents, que

nous n'osons nous prononcer d'une manière for-
melle, quoique nous soyons bien tenté de nous
ranger à l'opinion du docteur Bazin et de notre
savant maître Pidoux, et du considérer l'arthritisme comme une maladie diathésique à manifestations articulaires, cutanées, viscérales, etc.

Les *diabétiques* se trouveront très-bien d'un
traitement en Auvergne, surtout lorsque, déjà
affaiblis par la maladie, ils ne pourraient supporter le traitement de Vichy, qui convient mieux
au début de la maladie, et que le malade, forte-
ment constitué, est atteint de ce qu'on a appelé
le diabète gras.

Ce que nous disons pour les diabétiques, nous
le répéterons pour les malades atteints de maladies du foie; souvent le traitement de Vichy
est trop fort pour eux, et ils sont obligés d'aban-
donner cette station pour venir demander aux

eaux moins bicarbonatées de Châtel-Guyon,
Royat, Saint-Nectaire un soulagement qu'ils
n'avaient pas trouvé dans notre grande hydropole.
Pendant notre séjour à Saint-Nectaire, nous avons
vu quelques-uns de ces malades, et nous pouvons
affirmer avoir obtenu d'excellents résultats : en effet,
« si, dans ces deux dernières circonstances, le
médecin sait que l'énergie des eaux de Royat ne
peut rivaliser avec celle des eaux de Vichy, il ne
doit pas non plus perdre de vue qu'il se trouve
des malades trop affaiblis pour supporter une cure
fluidifiante et dépressive à cette dernière station.
Il faut alors les adresser à des postes thermaux
qui, comme Royat, Saint-Nectaire, offrent des eaux
bicarbonatées moyennes, moins énergiques, mais
qui sont toniques et reconstituantes par le chlorure de sodium et la proportion notable de fer et
de manganèse qu'elles renferment.

« Il faut éviter de considérer les eaux de Royat comme des eaux bicarbonatées sodiques, plus faibles de moitié que celles de Vichy, leur reconnaître et leur conserver au contraire leur double caractère de sources bicarbonatées sodiques et de sources chlorurées. Il est quelquefois permis d'hésiter sur le choix à faire entre Vichy et Royat, lorsque les malades dont les affections réclament les eaux bicarbonatées sodiques présentent un tempérament qui est sur la limite des constitutions sanguines ou lymphatiques. Bien des convenances peuvent alors être consultées, tout en tenant compte de la quantité beaucoup plus considérable de bicarbonate de soude contenue dans les eaux de Vichy.

« Mais il n'en est plus ainsi lorsque les malades accusent nettement soit un tempérament sanguin, soit au contraire un tempérament anémique.

Vichy convient au premier, Royat au second (1).»

Les *maladies des femmes,* qu'elles soient hémorrhagiques ou simplement inflammatoires, bénéficient toujours d'un traitement aux eaux minérales,
sourtout aux eaux mixtes d'Auvergne. Sous l'influence du traitement, l'utérus se décongestionne,
les hémorrhagies diminuent, les ulcérations se cicatrisent, les flueurs blanches diminuent, et l'état
général s'améliore à vue d'œil. Notons en passant
que ces eaux, étant très-gazeuses, sont un peu
anesthésiques, et l'on comprendra les bons résultats que produit une cure bien dirigée à Royat ou
Saint-Nectaire, dont les établissements sont spé-
cialement aménagés pour le traitement des affections génitales de la femme.

Pour ce qui est de l'homme, il est certain que

---

(1) ROTUREAU, *les Eaux d'Europe.*

le catarrhe de la vessie, qui est souvent le produit
de la gravelle urique, ne peut que bénéficier d'un
traitement bien dirigé, aux eaux de Royat par
exemple.

Nous ne pouvons nous dispenser de dire quelques mots de la guérison de la *stérilité* par les eaux
minérales; il n'y a pas qu'Ems qui possède des
Bubenquelles; toutes les stations d'Auvergne en
possèdent; seulement elles ont la pudeur de leur
donner un autre nom, ce qui n'empêche pas que
lorsque la stérilité est due soit à de l'aménorrhée
ou à un catarrhe utérin, à des flueurs blanches
abondantes chez la femme, des pollutions nocturnes, de la spermatorrhée chez l'homme, elles
n'aient très-souvent, en guérissant ces états mor=
bides, rendus féconds des époux qui désespéraient
de goûter les joies de la famille.

Les malades atteints d'*affections cutanées* dé-

vront, les eczémateux être dirigés sur Royat,
surtout si l'eczéma est sous la dépendance de l'arthritisme; pour ce qui est des psoriasiques, nous
préférons La Bourboule, qui a fait ses preuves depuis longtemps. Si les lésions tenaient de la scrofule, on pourra choisir entre Royat, La Bourboule,
Saint-Nectaire, suivant le degré de la maladie et le
plus ou moins d'irritabilité du malade. Enfin, lorsqu'on ne veut obtenir qu'une simple macération,
on devra préférer Royat, Châteauneuf, Sainte-
Marguerite.

Le traitement des affections cutanées est toujours excessivement long; si le malade quitte souvent la station complétement blanchi par une saison de vingt-cinq ou trente jours, il ne faut pas
pour cela qu'il se croie définitivement débarrassé
de son affection: les accidents reparaîtront au bout
de quelques mois, et ce n'est qu'après plusieurs

cures consécutives que la guérison complète pourra être obtenue.

Jusqu'à présent, la *syphilis* n'a été que très-peu traitée aux eaux minérales; on a plutôt essayé la balnéation comme pierre de touche que comme moyen thérapeutique. Depuis quelques années cependant, Aulus a la prétention de guérir la syphilis; nous n'attribuons pas la même vertu aux eaux d'Auvergne; mais nous croyons que les malades affaiblis par la maladie et par un traitement mercuriel mal dirigé ne peuvent que bénéficier d'une cure aux eaux reconstituantes du Massif central.

Enfin il existe en Auvergne une source tout à fait spéciale et qui donne d'excellents résultats dans le traitement des *affections cérébrales*. Nous avons nommé Châtel-Guyon avec ses eaux purgatives, si utiles pour obtenir une dérivation sur l'intestin et faire cesser les *constipations opiniâtres* qui accompagnent toujours les affections cérébrales. Depuis quelques années, l'*obésité* y est traitée avec succès.

V

Durée du Traitement.

La durée d'une cure minérale est de vingt à
trente-cinq jours ; beaucoup de médecins et surtout
beaucoup de malades lui assignent une durée de
vingt et un jours, ni plus ni moins ; et l'on voit
beaucoup de malades prendre dès le jour de leur
arrivée, et avant même d'avoir vu leur médecin,
les vingt et un cachets réglementaires, qu'ils ne
dépasseront point. Cet usage, basé sur ce que les

femmes doivent prendre leurs bains dans l'intervalle de deux époques menstruelles, est très-difficile à déraciner; le malade tient à son nombre exact de bains, et il est souvent nécessaire d'une grande énergie de la part du médecin pour obtenir que son malade prenne un nombre de bains supérieur, car il ne faut pas perdre de vue que, si la vertu médicatrice d'une eau minérale résulte de sa composition, il faut que le malade en soit en une certaine mesure comme imprégné; sans cela, son action intime, profonde, ne saurait se produire, et ce résultat ne peut être obtenu dans le même laps de temps pour tous les malades indistinctement, le chiffre vingt et un n'étant point, que nous sachions du moins, doué de propriétés thérapeutiques infaillibles; il faut continuer le traitement jusqu'à ce que le médecin juge propice de le faire cesser.

Il est aussi d'usage de continuer pendant quelque temps après la cure l'usage de l'eau en boisson, de manière à ne cesser que peu à peu l'usage du médicament. C'est là une bonne prescription, de même que celle qui consiste à boire quelques bouteilles d'eau avant de se rendre à la station que l'on a coutume de fréquenter.

Une autre coutume qui tend peu à peu à disparaître consiste en ce que le médecin qui ordonne les eaux adresse au médecin consultant de la station le diagnostic de la maladie et les *antécédents* du malade ; c'est là une coutume excellente, en ce qu'elle évite au médecin consultant de faire des questions souvent ennuyeuses pour celui qui les subit, surtout si le malade est une femme, et que cependant il est obligé de faire pour poser son diagnostic.

FIN DE LA PREMIÈRE PARTIE

5.

DEUXIÈME PARTIE

DESCRIPTION ET PROPRIÉTÉS

THÉRAPEUTIQUES

DE CHAQUE STATION THERMALE

DEUXIÈME PARTIE

DESCRIPTION ET PROPRIÉTÉS

THÉRAPEUTIQUES

DE CHAQUE STATION THERMALE

I

La Bourboule.

La Bourboule, la plus arsenicale des eaux d'Europe, est située sur les bords de la Dordogne, à 8 kilomètres du Mont-Dore. On se rend à La Bourboule par Clermont ou par Issoire ; mais il n'existe de services réguliers qu'entre Clermont et La Bourboule.

Il y a une dizaine d'années, La Bourboule n'était fréquentée que par les malades des environs atteints d'affections cutanées et par les promeneurs venus du Mont-Dore pour admirer la vallée de Saint-Sauve. Aujourd'hui, La Bourboule, qui a pris un développement énorme, est fréquentée par les malades du monde entier, et des hôtels confortables, des établissements de premier ordre s'y sont élevés comme par enchantement.

Les établissements thermaux de La Bourboule sont au nombre de deux, celui du docteur Choussy et celui de la Compagnie. Nous ne pouvons parler aujourd'hui que de celui de Choussy, le nouvel établissement de la Compagnie n'étant pas encore terminé au moment où nous écrivons ces lignes.

Cet établissement (Choussy) est magnifiquement

installé et est muni des appareils les plus perfec-
tionnés, tels que douches en pluie, en cercle, alternante ; douches de vapeur d'eau minérale ; salles d'aspiration en gradins ; pulvérisateurs, etc.
C'est un établissement thermal très-complet, et,
en le visitant, il est facile de reconnaître qu'un
médecin expérimenté en a surveillé l'installation.

Nous croyons pouvoir prédire que l'architecte
de l'établissement de la Compagnie saura profiter
des perfectionnements réalisés par Choussy et
doter La Bourboule d'un second palais thermo-
minéral.

Les eaux de La Bourboule sont ce que nous avons
nommé des eaux chloro-bicarbonatées sodiques
arsenicales.

(Voir les analyses aux pages suivantes.)

ANALYSES DES EAUX DE LA BOURBOULE

ANALYSE de L'ÉCOLE DES MINES (1876)	SOURCE CHOUSSY
	gr.
Résidu fixe par litre.............	5.1400
Acide carbonique libre...........	0.3513
— des carbonates.	1.3242
ACIDE ARSÉNIQUE (arsenic : 0.0075)..	0.0115
Acide chlorhydrique	2.0447
Acide sulfurique................	0.1098
Silice.........................	0.0420
Oxyde de fer...................	0.0053
Chaux.........................	0.0490
Magnésie......................	0.0092
Potasse.......................	0.0731
Soude.........................	2.6395
Matières organiques	traces
LITHINE	traces
	tr.-notabl.
TOTAL........	6.6596

ANALYSE DES SOURCES EXPLOITÉES PAR LA COMPAGNIE					
DÉSIGNATION DES SUBSTANCES	LA PLAGE	SÉDAIGE	PERRIÈRE	FENESTRE n° 1	FENESTRE n° 2
Résidu fixe par litre................	gr. 5.4500	gr 3.4800	gr. 5.4100	gr. 1.2400	gr. 2 7400
Arsenic, par litre..................	0.0042	0.0035	0.0048	0.0035	0.0040
Acide carbonique libre.............	0.5166	0.6494	0.4034	0.3361	0.8486
Acide carbonique des bicarbonates..	1.3376	0.9702	1.2944	0.3988	0.7445
Acide chlorhydrique................	2.2225	1.3258	2.0320	0.4219	1.0574
Acide sulfurique..................	0.1098	0.0721	0.1167	0 0274	0.0463
Silice............................	0.0360	0.0280	0.0340	0.0250	0.0400
Peroxyde de fer....................	0.0040	0.0048	0.0043	0.0030	0.0050
Chaux......	0.0380	0.0340	0.0720	0.0450	0.0350
Magnésie..........................	0.0154	0.0128	0.0146	0.0164	0.0147
Potasse...........................	0 1230	0.0577	0.0769	0.0336	0.0461
Soude............................	2.7648	1.7860	2.5696	0.5696	1.3864
Matières organiques...............	0.0160	0.0170	0.0140	0.0200	0.0040
Lithine	traces sensibles	traces sensibles	traces sensibles	»	»
TOTAL........	7.1879	4.9613	6.6367	1.9003	4.2320

Les eaux de La Bourboule sont très-reconsti-
tuantes, et elles conviennent dans le traitement
des anémies, de la chlorose, du lymphatisme, de
la scrofule et de ses diverses manifestations.

Depuis très-longtemps, La Bourboule est fréquentée par les malades atteints d'affections cutanées, et l'on y obtient d'excellents résultats dans
le traitement du psoriasis et des scrofulides. Pour
ce qui est de l'eczéma, nous préférons Royat.

Les phthisiques, surtout au début et lorsque la
maladie est liée à la diathèse scrofuleuse, sont
souvent guéris par le traitement de La Bourboule.

Les distractions sont le casino, les promenades
à cheval ou en voiture au Mont-Dore, Saint-Sauve,
le puy de Sancy, le rocher du Capucin, les cascades de Queureilh, du Serpent, du Mont-Dore;
les lacs Guery, Pavin, du Chambon, la vallée de
Chaudefour, Murols, Saint-Nectaire....

Les hôtels sont confortables ; les prix sont assez élevés.

Médecins : les docteurs Aguilhon, Chamrigaud, Château, Choussy, Danjoy, Duvernet, Escot, Fauriot, Noir, Peyronnel, Pradier, Verité, Duliége, officier de santé.

Saison du 15 mai à fin septembre.

II

Châteauneuf.

Station charmante, située sur les bords de la Sioule, qui forme un immense fer à cheval autour duquel sont construits les différents hameaux dont l'agglomération forme la commune de Châteauneuf, la plus riche en eaux minérales de toutes lès stations d'Auvergne. M. Lefort n'y a pas analysé moins de quatorze sources, et il en a négligé beaucoup. Six de ces sources sont chaudes; les

autres sont froides ; leurs températures sont com-
prises entre 15 et 37 degrés.

On se rend à Châteauneuf par Riom, et, comme
il n'y a pas de service régulier, on est obligé de
s'y faire conduire en voiture particulière. Le chemin est très-pittoresque, et les vingt-cinq kilomètres qu'il faut parcourir passent facilement.

Les sources sont, nous l'avons dit, au nombre
de quatorze ; mais beaucoup sont froides et sont
utilisées comme eaux de table ; les plus connues
sont celles du Chambon et de Morny-Châteauneuf.

Les bains sont au nombre de deux : ceux du Petit-
Rocher, et les Grands Bains, qui comprennent : le
grand bain chaud, 37° ; le bain tempéré, 35° ; le
bain Auguste, 32°, et le bain Julie, 32°.

Les bains se prennent dans des piscines assez
mal installées et bâties sur la source elle-même,
qui vient émerger au fond de la piscine.

6.

Les hôtels de Châteauneuf sont, comme les bains, très-primitivement installés ; mais, si les repas y sont quelquefois grossièrement préparés, ils sont en revanche très-copieux ; les chambres sont du reste assez propres.

Voici l'analyse de quelques-unes des sources de Châteauneuf, publiée par M. Lefort en 1855 :

(Voir l'analyse à la page suivante.)

ANALYSE DES SOURCES DE CHATEAUNEUF, par M. LEFORT (1855)

DÉSIGNATION des SUBSTANCES	Grand bain chaud	Bain Julie	Bain du Petit-Rocher	Fontaine du Petit-Rocher
	gr.	gr.	gr.	gr.
Acide carbonique........................	1.195	1.457	1.155	2.024
Bicarbonate de soude.....................	1.296	1.352	0.915	0.528
— de potasse	0.530	0.575	0 430	0.539
— de chaux	0.314	0.391	0.408	0.545
— de magnésie..................	0.204	0.191	0.175	0.126
— de protoxyde de fer..........	0.034	0.036	0.022	0.042
Sulfate de fer...........................	0.470	0.444	0.428	0.271
Chlorure de sodium	0.395	0.411	0.340	0.283
Arséniate de soude......................	traces	traces	traces	traces
Crénate de fer...........................	traces	indices	indices	indices
Silice...................................	0.101	0.120	0 095	0.100
Alumine, lithine	traces	traces	traces	traces

Les maladies traitées à Châteauneuf sont surtout les douleurs rhumatismales ou nerveuses, la
goutte et ses diverses manifestations. M. le docteur Salneuve dit avoir obtenu de bons résultats
chez des malades atteints de dyspepsie; cela doit
être, vu la composition de ces eaux : mais elles ne
sont à peu près fréquentées que par les malades
atteints de douleurs; malheureusement, l'état de
délabrement dans lequel se trouve cette station,
si riche au point de vue de l'eau, éloigne la plus
grande partie des malades qui seraient tentés de
s'y rendre, et elles ne sont fréquentées que par
les habitants du Puy-de-Dôme et de l'Allier, qui
viennent y chercher une médication à bon marché.

Les distractions consistent en promenades sur
les bords de la Sioule, qui sont charmants; mais
la principale distraction est la pêche, car la rivière
est très-poissonneuse.

La saison commence fin mai pour finir fin septembre.

Médecin : le docteur Boudet.

III

Châtel-Guyon.

Châtel-Guyon est une des rares eaux purgatives
que possède l'Auvergne. Aussi le nombre des malades qui y viennent augmente-t-il chaque année.

Située à sept kilomètres de Riom, sur les bords
du Sardon, la station de Châtel-Guyon possède
deux établissements, les bains Brosson et les
bains Barse.

Le bains Brosson, de construction récente, contiennent deux piscines, vingt-deux cabinets de bains bien installés avec douches, plus deux cabinets spéciaux pour douches ascendantes.

L'établissement Barse, plus ancien et moins confortablement installé, est situé à une centaine de mètres du précédent.

Voici l'analyse des différentes sources de Châtel-Guyon, publiée par M. Lefort en 1865:

(Voir l'analyse à la page suivante.)

ANALYSE DES SOURCES DE CHATEL-GUYON, par M LEFORT (1865)

POUR UN LITRE D'EAU MINÉRALE	SOURCE Deval (31°.5)	SOURCE des Bains (35°)	SOURCE du Rocher (24°)	SOURCE Barse (bains)
Densité à 15° C.........................	1.003	1.004	1.003	1.003
	gr.	gr.	gr.	gr.
Acide carbonique libre.................	0.258	0.120	0.381	0·347
Chlorure de sodium.....................	1.617	1.757	1.780	1.849
— de potassium.................	0.178	0.161	0.131	0.132
— de magnésium.................	1.218	1.260	1.236	1.104
— de lithium...................	indices	indices	indices	indices
Bicarbonate de soude...................	1.054	0.699	0.412	0.341
— de chaux...................	2.105	2.089	2.094	2.081
— de magnésie	0.440	0.399	0.429	0.453
— de protoxyde de fer........	0.054	0.044	0.052	0.042
Sulfate de chaux.......................	0.498	0.452	0.482	0.513
— de strontiane...................	indices	indices	indices	indices
Arséniate de soude.....................	indices	indices	indices	indices
Alumine...............................	0.008	0.007	0.010	0.008
Silice................................	0.126	0.166	0.122	0.116
Matière organique bitumineuse..........	indices	indices	indices	indices
TOTAUX.............	7.556	7.154	7.129	6.986

Ces analyses, sur lesquelles nous appelons l'attention du lecteur, nous révèlent pourquoi l'eau de Châtel-Guyon est purgative, tandis que les autres sources que nous avons étudiées, et dont les analyses diffèrent si peu des précédentes, jouissent de propriétés contraires.

C'est donc au *chlorure de magnésium* que nous devons attribuer les propriétés spéciales de cette station.

L'eau de Châtel-Guyon se prend par verrées le matin et en quantité variable suivant le malade et les effets que l'on veut obtenir.

Les maladies traitées à Châtel-Guyon sont les constipations opiniâtres, les dyspepsies, les engorgements du foie, et surtout les maladies cérébrales contre lesquelles les dérivatifs intestinaux sont indiqués.

Depuis quelques années, le docteur Baraduc

7

traite l'obésité à Châtel-Guyon, et il a obtenu d'excellents résultats.

Les environs de Châtel-Guyon sont très-pittoresques ; les distractions consistent surtout en promenades et excursions aux ruines de Tournoël, au château de Chaseron, aux carrières de Volvic, à la charmante source d'Enval et au Bout du monde. La proximité de Riom et les curiosités que cette ville renferme en font aussi le but de fréquentes promenades.

Les *hôtels* sont nombreux, bien aménagés et abordables à toutes les bourses.

Moyens de transport : De Paris à Riom en chemin de fer ; de nombreuses voitures conduisent de Riom à Châtel-Guyon.

Médecin : le docteur Baraduc.

IV

Le Mont - Dore.

Le Mont-Dore est la plus anciennement connue des stations d'Auvergne. Les Romains et peut-être les Gaulois (1) y avaient des établissements.

Le Mont-Dore était fréquenté dès le ve siècle par les phthisiques; depuis, les thermes avaient été abandonnés, et ce n'est qu'au commencement de ce siècle, en 1810, que le Conseil général du

(1) Voir première partie, chapitre II.

département du Puy-de-Dôme songe à les restaurer ; les formalités d'expropriation et la reconstruction durèrent jusqu'en 1823, époque où fut ouvert l'établissement actuel, sous l'habile direction de Michel Bertrand, le véritable fondateur du Mont-Dore.

On se rend au Mont-Dore par Clermont ou Issoire ; mais il n'existe de service régulier qu'entre Clermont et le Mont-Dore.

L'établissement, qui appartient au département, est bien aménagé ; les baignoires sont en ciment ou en marbre ; les douches et les salles d'aspiration sont peut-être un peu défectueuses, mais le nouveau concessionnaire doit y apporter les perfectionnements désirables avant la fin de la saison prochaine.

(Voir la composition des eaux à la page suivante.)

COMPOSITION DES EAUX, D'APRÈS M. JULES LEFORT					
DÉSIGNATION DES SUBSTANCES	Source de la Magdeleine	Source du Pavillon	Source Rigny	Source César	Source Ramond
	gr.	gr.	gr.	gr.	gr.
Oxygène...........	0.65	0.77	0.71	0.98	0.73
Azote................	8.64	10.45	9.25	14.22	10.01
Acide carbonique libre.............	0.3522	0.3810	0.3644	0.5967	0.4997
Bicarbonate de soude....................	0.5369	0.5452	0.5375	0.5361	0.5369
— de potasse....	0.0309	0.0309	0.0232	0.0212	0.0213
— d'oxyde de rubidium.........	indices	indices	indices	indices	indices
— d'oxyde de cæsium...........					
— de lithine ....,	traces	traces	traces	traces	traces
— de chaux......	0.8423	0.3142	0.8092	0.3209	0 2720
— de magnésie................	0.1757	0.1676	0.1628	0.1676	0.1647
— de protoxyde de fer········	0.0207	0.0235	0.0250	0.0258	0.0317
— de manganèse	traces	traces	traces	traces	traces
Chlorure de sodium.........,....	0.3685	0.3630	0.3599	0.3587	0.3578
Sulfate de soude............,.......	0 0761	0.0761	0.0761	0.0758	0 0737
Arséniate de soude.....................	0.00096	0.00096	0.00096	0.00096	0.00096
Borate de soude...............	traces	traces	traces	traces	traces
Iodure et fluorure de sodium............					
Acide silicique.......................	0.1654	0.1686	0.1653	0.1552	0 1550
Alumine................,..............	0.0112	0.0094	0.0101	0.0083	0.0065
Matière organique bitumineuse....	traces	traces	traces	traces	traces
TOTAUX................	11.37016	13.30046	11.99446	17.16706	12.85946

Les eaux du Mont-Dore s'emploient dans le traitement de l'asthme, de la bronchite chronique, de la phthisie au début. Sous l'influence du traitement, et vu l'altitude élevée de la station (1,046 mètres), les malades respirent plus facilement; les bouchons qui obstruaient les dernières ramifications bronchiques se liquéfient et se détachent facilement; les crachats deviennent plus fluides, et les malades éprouvent une très-sensible amélioration, qui se continue ordinairement jusqu'à la fin de l'hiver.

Pour ce qui est de la phthisie, que les divers médecins du Mont-Dore ont la prétention de guérir, nous ne partageons point leur illusion, et nous croyons que, s'ils ont vu quelquefois se résorber de légers engorgements du sommet, ils n'ont jamais guéri de tuberculose vraiment confirmée.

Les douleurs rhumatismales ou nerveuses

bénéficient d'une cure au Mont-Dore, de même qu'aux autres sources thermales du centre de la France.

Distractions. — Concerts ou théâtre au salon de l'établissement; promenades à cheval ou en voiture à La Bourboule, Saint-Sauve, le puy de Sancy, le Capucin, les cascades de Queureilh, du Serpent, du Mont-Dore, les lacs Guery, Pavin, du Chambon, la vallée de Chaudefour, le château de Murols, Saint-Nectaire...

Les hôtels sont confortables; les prix varient de 8 à 14 francs par jour.

Médecins : les docteurs Alvin, Boudant, Brochin, Carré, Cazalis, Chabory Etienne, Emond, Joal, Lassalas, Mascarel, Pireyre, Richelot, Selsis, Vacher, Chabory Léon, officier de santé.

La saison dure du 15 juin aux premiers jours de septembre.

V

Royat.

Très-jolie station à deux kilomètres de Clermont, sur les bords de la Tiretaine ; était, elle aussi,
connue des Romains ; mais, depuis l'occupation
romaine, l'établissement thermal avait disparu, et
ce n'est qu'en 1843 que les sources ont été retrou-
vées enfouies sous une masse énorme de traver-
tins. Nous ne raconterons point toutes les légendes
qui existent sur cet heureux événement : elles n'ont
rien à faire avec notre sujet.

Il existe à Royat deux établissements, le grand établissement et les bains de César, réunis actuellement entre les mains de la Société des eaux de Royat.

Ces établissements sont très-bien aménagés; les baignoires sont en ciment, et chaque cabinet est muni d'une douche; il existe aussi à Royat trois piscines, dont une très-vaste qui permet de se livrer à l'exercice de la natation, ce qui est très-utile dans une station comme Royat, fréquentée chaque année par des quantités d'anémiques.

Les salles d'aspiration sont très-bien disposées; il en est de même des salles de pulvérisation et de douches nasales, pharyngiennes, etc.

Il existe aussi à Royat des bains et des douches de gaz acide carbonique naturel.

(Voir les analyses aux pages suivantes.)

ANALYSES DES EAUX DE ROYAT

Par M. LEFORT (1857)

DÉSIGNATION des SUBSTANCES	SOURCES	
	Grande SOURCE EUGÉNIE	CÉSAR
	gr.	gr.
Bicarbonate de soude	1.319	0.392
— de potasse ...	0.435	0.286
— de chaux ...	1.000	0.686
— de magnésie.	0.677	0.397
— de fer	0.040	0.025
— de manganèse	traces	traces
Sulfate de soude	0.185	0.115
Phosphate de soude	0.018	0.014
Arséniate de soude	traces	»
Chlorure de sodium	1.728	0.766
Iodure et bromure	indices	traces
Silice	0.156	0.167
Alumine	traces	traces
Matières organiques	indices	indices
Total des matières fixes.	5.548	2.848
Gaz acide carbonique	0.377	0.620
Gaz azote	0.052	0.038
Gaz oxygène	0.011	0.009
Chlorure de lithium (1)..	0.035	0.009

(1) Par M. TRUCHOT (1875).

ANALYSES DES EAUX DE ROYAT

Par M. LEFORT (1875)

DÉSIGNATION des SUBSTANCES	SOURCES	
	St-MART	St-VICTOR
	gr.	gr.
Bicarbonate de soude. . . .	0.8003	0.8886
— de potasse...	0.1701	0.8886
— de chaux	0.9696	1.0121
— de magnésie.	0.6508	0.6464
— de fer.	0.0230	0.0560
— de manganèse	traces	traces
Sulfate de soude.	0.1463	0.1656
Phosphate de soude.	traces	traces
Chlorure de sodium	1.5655	1.6497
Bromure et iodure de so-dium.	traces	traces
Chlorure de lithium. . . .	0.0350	0.0350
Silice	0.0945	0.0950
Arsenic	traces	traces
Total des matières fixes.	4.4551	5.4370
Gaz acide carbonique	1.709	1.492
Azote.	7.5	6.6
Oxygène	traces	traces

Comme on le voit en lisant ces analyses, les eaux de Royat sont le type des *lymphes minérales*; aussi sont-elles souveraines dans le traitement des anémies, de la chlorose, du lymphatisme, de l'albuminurie, ainsi que du diabète et des maladies du foie chez les sujets affaiblis.

Les maladies de poitrine, asthme, bronchite chronique, phthisie au début, y sont traitées avec autant de succès qu'au Mont-Dore; et si l'on tient compte de ce que le climat de Royat est beaucoup plus doux que celui du Mont-Dore, où les soirées sont souvent très-froides, on donnera souvent la préférence à Royat.

La grande quantité de *lithine* que contiennent les eaux de Royat en fait le remède souverain de la gravelle urique et de la goutte.

Parmi les maladies de peau, celles qui bénéficient le plus du traitement de Royat sont l'eczéma et les autres herpétides; aussi les médecins de Saint-Louis y envoient-ils chaque année de nombreux malades.

Les maladies des femmes, qu'elles soient hémorrhagiques ou simplement inflammatoires, bénéficient toujours d'une cure à Royat : sous l'influence du traitement, l'utérus se décongestionne, les ulcérations se cicatrisent, et l'état général s'améliore rapidement.

Pour ce qui est de l'appareil uro-génital de l'homme, le catarrhe de la vessie, qui est si souvent le produit de la gravelle urique, guérit, en même temps que cesse la cause qui l'a produit.

On comprendra facilement que les eaux de Royat, de même que celles de Saint-Nectaire et d'Ems, guérissent quelquefois la stérilité, si l'on réfléchit que ces eaux sont éminemment reconstituantes, qu'elles peuvent chez la femme ramener

8

la menstruation disparue, faire cesser le catarrhe utérin qui empêche la migration du germe, guérir les pollutions nocturnes et la spermatorrhée, ces causes si fréquentes de la stérilité chez l'homme.

Distractions. — Le casino, les concerts dans le parc, les excursions au puy de Dôme, Volvic, Enval et le Bout du monde, Riom, Clermont, le village de Royat avec sa belle église fortifiée du xii* siècle, la vallée de Fontanat, le puy de la Poix.

Les hôtels sont très-bien installés ; les prix varient suivant la saison.

Médecins : les docteurs Artance, Basset, Boucomont, Imbert-Gourbeyre, Frédet, Laugaudin, Petit, Puy Le Blanc.

La saison dure de mai à fin septembre.

On se rend à Royat par Clermont-Ferrand ; de Clermont à Royat, un quart d'heure en voiture.

VI

Sainte-Marguerite, Saint-Maurice.

Toute petite station sur les bords de l'Allier,
Sainte-Marguerite a joui autrefois d'une grande
réputation dans le traitement de la gravelle et
même de la fièvre, si du moins il faut en croire
Jean Banc, médecin de Moulins du commencement du xviie siècle. Ce médecin prétend même
avoir vu des vestiges de thermes qui feraient sup-
poser que la station de Sainte-Marguerite a eu

une grande importance lors de l'occupation romaine; il est probable que ces constructions ont
été emportées par l'Allier, car il n'en reste plus
aucune trace aujourd'hui, et nous ne les avons
pas trouvées signalées dans les auteurs qui ont
écrit sur l'Auvergne depuis le commencement du
siècle.

L'établissement du Sainte-Marguerite est situé
sur les bords de l'Allier, trop près même de la
rivière; il se compose de cinq ou six baignoires
en bois et d'une douche en colonne; l'eau y est à
34 degrés environ.

(Voir l'analyse à la page suivante.)

ANALYSE DES EAUX DE SAINTE-MARGUERITE Par M. NIVET, de CLERMONT	
DÉSIGNATION des SUBSTANCES	POIDS
	gr.
Bicarbonate de soude............	2.9699
Sulfate de soude	0.2010
Chlorure de sodium.............	2.0300
Bicarbonate de magnésie........	0.3336
— de fer	0.0498
— de chaux	0.9197
Alumine......................	traces
Silice........................	0.1600
TOTAL PAR LITRE......	6.6640

Les eaux de Sainte-Marguerite sont utilisées dans le traitement de la goutte et de la gravelle, ainsi que du rhumatisme; quelques malades atteints de dyspepsie y viennent également, mais

8.

elles ne sont fréquentées que par les malades des localités environnantes.

Les eaux, qui sourdent du lit même de l'Allier, paraissent assez abondantes; mais, comme elles sont très-mal captées, on ne peut juger ce qu'elles pourraient donner.

Distractions. — Promenades sur les bords de l'Allier et dans les bois environnants.

Un seul *hôtel*, appartenant au propriétaire de l'établissement; prix, de 5 à 6 francs par jour.

On se rend à Sainte-Marguerite par Vic-le-Comte, ligne de Clermont à Nîmes; de Vic à l'établissement, dix minutes en voiture.

Médecin : ***.

VII

Saint - Nectaire.

Jolie station, située sur les bords du Courançon, affluent de la Couze, à 25 kilomètres d'Issoire et à 22 du Mont-Dore.

On se rend à Saint-Nectaire en chemin de fer jusqu'à la station de Coudes, et une voiture fait le service de Coudes à Saint-Nectaire en suivant les bords de la Couze, qui sont très-pittoresques.

Comme la plupart des stations d'Auvergne,

Saint-Nectaire était connue des Romains, ainsi que le démontrent les débris trouvés à Saint-Nectaire-le-Haut en 1825. Un dolmen qui existe au-dessus de Saint-Nectaire-le-Bas semblerait faire croire que les Gaulois eux-mêmes aient fait usage des eaux minérales de cette contrée; nous avons déjà exprimé nos doutes à cet égard, lorsque nous avons traité la partie historique des eaux d'Auvergne; il est donc inutile d'y revenir.

Saint-Nectaire se compose actuellement de deux agglomérations distantes de mille à onze cents mètres et possédant chacune leurs établissements et leurs hôtels. On les désigne dans le pays sous le nom de Saint-Nectaire-le-Haut et de Saint-Nectaire-le-Bas.

Saint-Nectaire-le-Haut, autrefois appelé Cornadore, du nom de la montagne sur laquelle était bâti le château féodal qui dominait autrefois la contrée et à l'abri des murs duquel sont venues se construire les cabanes qui devaient plus tard former Saint-Nectaire, est le plus important des deux villages qui forment l'agglomération saint-nectairienne. Une magnifique église romane, type le plus pur du style roman-auvergnat, et qui servait sans doute de chapelle au château, domine le village et la contrée.

C'est au pied de l'église que se trouvent l'établissement et l'hôtel des bains du Mont-Cornadore.

L'établissement des bains est bien aménagé : les baignoires sont en ciment ; les cabinets sont bien éclairés et très-coquets. Chaque cabinet est muni d'une douche en colonne, suivant l'ancien système adopté en Auvergne et qui est bien défectueux, en ce qu'il oblige le malade à faire une gymnastique très-désagréable toutes les fois qu'il veut se doucher sur les reins, la hanche, etc. ; mais c'est

là un défaut d'installation facile à faire disparaître. Aux bains et douches sont jointes une salle
de pulvérisation, une douche ascendante et une
douche vaginale pour les malades qui ne prennent
pas leur douche dans le bain.

Il y a aussi un bain d'acide carbonique.

Saint-Nectaire-le-Bas. — Deux établissements,
les Bains romains et les Bains Boette, et trois ou
quatre hôtels composent Saint-Nectaire-le-Bas.

Les établissements laissent un peu à désirer;
mais cependant ils sont munis, comme leur con-
frère d'en haut, de douches et de bains de gaz.
Les baignoires sont en pierre de Volvic, et les
douches sont toujours la douche en colonne.

(Voir les analyses aux pages suivantes.)

ANALYSES DES EAUX DE SAINT-NECTAIRE

SAINT-NECTAIRE-LE-HAUT

ANALYSE DE M. LEFORT (1860) Température : 41° et 43°	SOURCES du Mont- CORNADORE
	gr.
Acide carbonique libre............	0.9464
Oxygène et azote.................	indéter.
Chlorure de sodium	2.1464
Iodure de sodium.................	traces
	tr.-sens.
Bicarbonate de soude.............	2.0001
— de potasse............	0.0646
—. de chaux.............	0.6480
— de magnésie	0.4384
— de protoxyde de fer...	0.0122
Sulfate de soude.................	0.1309
— de strontiane.............	0.0070
Arséniate de soude..............	traces
Phosphate de soude.............	traces
	tr.-appar.
Alumine	0.0171
Acide silicique..................	0.1044
Matières organiques bitumineuses.	traces
	tr.-sens.
TOTAL........	6.5155

SAINT-NECTAIRE-LE-HAUT

ANALYSE **DE M. TERREIL** (1859) Température : 19°	SOURCE ROUGE

	gr.
Acide carbonique libre	0.4000
Chlorure de sodium..............	2.2957
Sulfate de soude................	0.1263
Bicarbonate de soude............	2.3113
— de potasse	0.1479
— de magnésie	0.8798
— de chaux............	0.1155
Alumine et oxyde de fer	0.0464
Silice.........................	0.1182
Arséniate de fer................	traces
Matières organiques.............	0.0070
Total...........	6.4481

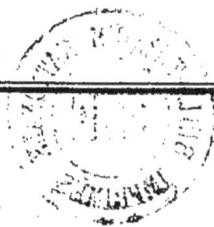

SAINT-NECTAIRE-LE-HAUT

ANALYSE DE M. LEFORT Température : 20°	SOURCE du PARC
	gr.
Oxygène et azote................	indéter.
Acide carbonique libre	0.683
Chlorure de sodium	2.544
— de rubidium	indices
Iodure de sodium ....:...	»
Bicarbonate de soude...........	2.127
— de potasse	0.346
— de lithine	0.057
— de chaux............	0.582
— de magnésie	0.480
— de protoxyde de fer...	0.009
— de protoxyde de magnésie	indices
Sulfate de soude..............	0.168
Sulfate de strontiane.............	traces
Arséniate de soude	»
Alumine	0.018
Silice....................	0.125
Matières organiques............	traces
TOTAL...........	7.139

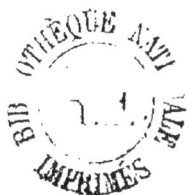

9

SAINT-NECTAIRE-LE-BAS

DÉSIGNATION DES SUBSTANCES Température......	GRANDE SOURCE BOETTE 40°	SOURCE St-CÉSAIRE 40°	SOURCE MANDON 37°	SOURCE de la COQUILLE 26°,5
	gr.	gr.	gr.	gr.
Acide carbonique libre..	0.8600	1.0590	1.5308	1.2946
Chlorure de sodium................	2.7633	2.7743	2.4148	2.4921
Iodure de sodium................	traces	traces	traces	traces
Bicarbonate de soude.......	1.9511	1.8564	2.0381	1.9776
— de chaux	0.0471	0.0450	0.0407	0.0471
— de potasse...	0.6590	0.6722	0.7060	0.6842
— de magnésie...........	0.4681	0.4930	0.4815	0.4745
— de protoxyde de fer.....	0.0115	0.0128	0.0097	0.0226
Sulfate de soude................	0.1609	0.1689	0.1781	0.1401
— de strontiane..	0.0070	0.0080	0.0070	0.0070
Arséniate de soude	traces	traces	traces	traces
Phosphate de soude................	traces	traces	traces	traces
Alumine........................	0.0280	0.0214	0.0205	0.0196
Acide silicique .... •	0.1128	0.1049	0.1036	0.0884
Matières organiques bitumineuses....	traces	traces	traces	traces
TOTAUX..........	7.0638	7.2079	7.5808	6.2378

Dans ces derniers temps, M. Garrigou, l'éminent chimiste de Toulouse, a analysé les dépôts d'une source découverte dans les fouilles de l'hôtel du Mont-Cornadore et y a trouvé une grande quantité d'arsenic; cette analyse n'étant point encore terminée, nous ne pouvons qu'indiquer le fait.

Les malades traités à Saint-Nectaire sont les enfants délicats, lymphatiques, les anémiques; nous avons aussi obtenu de très-bons résultats dans le traitement des maladies du foie, du diabète sucré, de l'albuminurie, de la goutte et du rhumatisme. Depuis très-longtemps, les maladies des femmes y sont traitées avec succès, et Saint-Nectaire possède lui aussi sa Bubenquelle.

Les distractions consistent surtout en promenades aux lacs Chambon et Pavin, au château de Murols, une des curiosités historiques d'Auvergne et distant seulement de quatre kilomètres ; à la cascade des Granges ; aux grottes de Châteauneuf, à un kilomètre de Saint-Nectaire-le-Haut ; aux grottes de Jonas, à Vassivière, aux ruines du château de Verrières, au Mont-Dore et à La Bourboule.

Les *hôtels* peuvent loger de trois à quatre cents personnes ; les prix varient de 7 à 12 francs par jour.

Médecins : Docteurs Dumas, Gourbeyre, Thibaut.

VIII

Appendice.

Nous devions, pour être complet, dire quelques
mots des diverses sources qui ne sont guère utilisées qu'en boisson, ou qui possèdent des établissement trop peu importants pour nécessiter une
description particulière; telles sont:

ARLANC, *arrondissement d'Ambert.* — Eau bicar-
bonatée sodique et ferrugineuse, contenant une
grande quantité d'acide carbonique; n'est à peu

9.

près employée qu'en boisson; il y a cependant quelques petits établissements particuliers.

BESSE, *arrondissement d'Issoire*. — Eau gazeuse contenant plus de deux grammes de bicarbonate de soude par litre et un peu de fer; n'est utilisée qu'en boisson.

ENVAL, *arrondissement de Riom*. — Eau gazeuse très-légèrement minéralisée. Se vend à Riom comme eau de table au prix de 10 centimes la bouteille. Enval est fréquemment visité par les baigneurs de Royat et de Châtel-Guyon, qui viennent voir les rochers du Bout du monde.

LAINS OU LEINS, *commune de Saint-Dierry, canton de Besse*. — Actuellement exploitée sous le nom de *Renlaigue*. Eau de table acidule ferrugineuse.

MÉDAGUE. — Actuellement exploitée sous le nom d'*eau de l'Ours;* est située sur les bords de l'Allier, commune de Joze, arrondissement de Thiers,

L'eau de Médague contient, d'après M. Nivet, 1 gr. 450 de bicarbonate de soude et 2 gr. 290 de bicarbonate de chaux; elle est acidule et légèrement ferrugineuse.

JAUDE, *faubourg de Clermont, près de la place de ce nom.* — Eau gazeuse utilisée en boisson; il en est de même de la fontaine des Roches, près de Chamalières, que l'on sert sur toutes les tables de Clermont.

Enfin, quelques sources ne servent qu'aux pétrifications; telles sont: Saint-Alyre, de Clermont, qui possède de plus un établissement de bains; la grotte du Pérou, de Clermont; Gimeaux, près de Riom, et une grande partie des sources de Saint-Nectaire.

Il existe encore beaucoup de sources dont la renommée ne dépasse pas la commune; mais elles sont si peu intéressantes, que nous n'en parlerons pas; nous ne pouvons cependant nous dispenser de dire quelques mots de l'eau du puy de la Poix, ou de la Pedge, près de Clermont, qui n'est point utilisée en boisson, mais qui pourrait rendre des services dans le traitement des maladies parasitaires de la peau. Cette eau est sulfureuse et surtout très-bitumineuse; la quantité de bitume qui se dépose pendant l'été au puy de la Poix a pu être évaluée à 14 kilogrammes par jour; celle que dégage le puy de la Sault, son voisin, est moins considérable.

Enfin, le puy de la Poix porte un menhir, ce qui lui attire la visite de quelques baigneurs de Royat.

IX

Mémorial thérapeutique.

ALBUMINURIE. — Royat, Saint-Nectaire, Châteauneuf.

ANÉMIE, *chlorose.* — Royat, Saint-Nectaire, Châteauneuf.

Asthme. — Mont-Dore, Royat.

DIABÈTE SUCRÉ. — Royat, Saint-Nectaire.

GOUTTE, GRAVELLE URIQUE. — Royat, Sainte-Marguerite, Saint-Nectaire, Châteauneuf.

LYMPHATISME, SCROFULE. — La Bourboule, Saint-Nectaire, Royat.

MALADIES CÉRÉBRALES. — Eaux purgatives de Châtel-Guyon.

MALADIES DES FEMMES. — Royat, Saint-Nectaire, La Bourboule (?).

MALADIES *des organes* GÉNITO-URINAIRES *de l'homme, catarrhe vésical, graviers, spermatorrhée, impuissance.* — Royat, Saint-Nectaire, Sainte-Marguerite.

MALADIES DU FOIE. — Royat, Saint-Nectaire, Châtel-Guyon.

MALADIES DE LA PEAU. — La Bourboule, Royat, Châteauneuf.

OBÉSITÉ. — Châtel-Guyon.

OBSTRUCTIONS INTESTINALES. — Châtel-Guyon.

PHTHISIE, BRONCHITE CHRONIQUE, ASTHME. — Le Mont-Dore, La Bourboule, Royat.

RHUMATISME, BLESSURES ANCIENNES. — Châteauneuf, Royat, La Bourboule, le Mont-Dore, Sainte-Marguerite, Saint-Nectaire, Rouzat.

STÉRILITÉ. — Royat, Saint-Nectaire.

SYPHILIS. — Royat, La Bourboule, Saint-Nectaire.

FIN DE LA DEUXIÈME ET DERNIÈRE PARTIE.

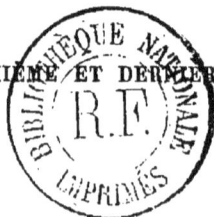

TABLE

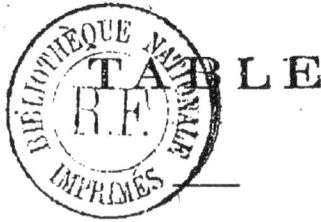

DEUXIÈME PARTIE

Description de chaque station thermale.

FIN DE LA TABLE.

Paris. — Imp. Gauthier-Villars, quai des Grands-Augustins, 55.

PARIS. — IMPRIMERIE GAUTHIER-VILLARS

55, quai des Grands-Augustins, 55

www.ingramcontent.com/pod-product-compliance
Lightning Source LLC
Chambersburg PA
CBHW071449200326
41519CB00019B/5679